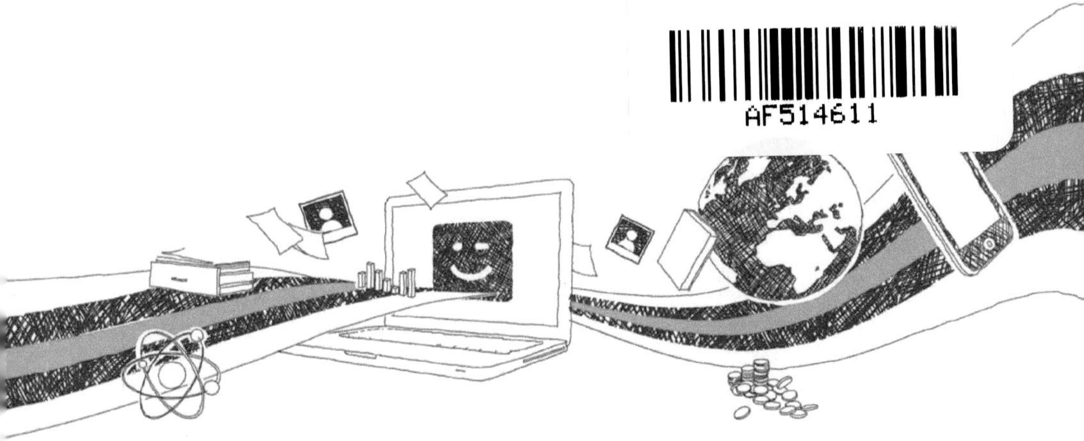

Günter Bauernhofer

Mentales Muskeltraining - Evidenz und Anwendungsbereiche dieser Methode in der Physiotherapie

GRIN Verlag

Bibliografische Information der Deutschen Nationalbibliothek:

Die Deutsche Bibliothek verzeichnet diese Publikation in der Deutschen Nationalbibliografie; detaillierte bibliografische Daten sind im Internet über http://dnb.d-nb.de/ abrufbar.

Impressum:

Druck und Bindung: Books on Demand GmbH, Norderstedt Germany
ISBN: 978-3-640-71315-8

Dieses Buch bei GRIN:

http://www.grin.com/de/e-book/158191/mentales-muskeltraining-evidenz-und-anwendungsbereiche-dieser-methode

FH JOANNEUM
PHYSIOTHERAPIE / GRAZ

Mentales Muskeltraining – Evidenz und Anwendungsbereiche für diese Methode in der Physiotherapie

Zweite Bakkalaureatsarbeit

Günter Bauernhofer
PTH07, Sommersemester 2010

FH JOANNEUM
Studiengang Physiotherapie

Zusammenfassung

Hintergrund: Mentales Training ist vor allem aus dem Bereich der Sportpsychologie bekannt. Dies betrifft die Vorstellung komplexer Bewegungsabläufe sowie die Vorstellung von einzelnen Muskelkontraktionen. Ziel des mentalen Muskeltrainings ist eine Kraftsteigerung von Muskeln und Muskelgruppen bzw. eine Krafterhaltung solcher in bestimmten Situationen (z.B. Immobilisation einer Extremität).
Ziel: Diese Arbeit behandelt das Thema „Mentales Muskeltraining" und beschäftigt sich mit der Frage, wie sich die Wirkungsweise dieser Methode wissenschaftlich erklären lässt und in welche Bereiche diese mentale Technik in der physiotherapeutischen Praxis eingesetzt werden kann.
Ergebnisse: Es gibt verschiedene Erklärungsmodelle, welche die kraftsteigernde bzw. krafterhaltende Wirkung von mentalem Muskeltraining möglicherweise erklären. Durch Untersuchungen mit verschiedenen bildgebenden Verfahren konnte bereits festgestellt werden, dass während der Imagination von Muskelkontraktionen ähnliche Aktivitäten im Zentralnervensystem (z.B. Motorkortex) stattfinden, wie bei einer tatsächlich ausgeführten Bewegung. Diese imaginäre Trainingsform kann auf verschiedene Arten bzw. aus unterschiedlichen Perspektiven (z.B. Erste-Person-Perspektive und Dritte-Person-Perspektive) erfolgen. Die Wahl einer bestimmten Perspektive kann zusammen mit anderen Einflussfaktoren (Alter, Intensität der Vorstellung, etc.) den Trainingserfolg beeinflussen. In dieser Arbeit werden zusätzlich verschiedene Studien beschrieben, welche eine kraftsteigernde Wirkung von mentalem Muskeltraining bei verschiedenen Muskeln bzw. Muskelgruppen bestätigen. Die Ergebnisse sprechen auch für den Einsatz von mentalem Muskeltraining als mögliche Ergänzung für ein klassisches Krafttrainingsprogramm vor allem zu Beginn des Trainings. Geht man bei traumatisch-orthopädischen PatientInnen davon aus, dass das neuromuskuläre System intakt ist, kann die Technik hier ebenfalls eingesetzt werden, wenn beispielsweise physisches Training nicht möglich ist. Mentales Training in der neurologischen Rehabilitation bezieht sich in der verschiedenen Literatur hauptsächlich auf die Vorstellung von komplexen Bewegungsabläufen, mit dem Ziel, Alltagsbewegungen zu optimieren.
Mentales Muskeltraining stellt somit eine kostengünstige und effektive Zusatzintervention dar und kann in die physiotherapeutische Praxis integriert werden.

(Wortanzahl: 277)

Schlüsselwörter: Physiotherapie, mentales Muskeltraining, Kraftsteigerung, Anwendungsbereiche

Abstract

Background: Mental training is very common from psychology in sports. This concerns the imagination of complex courses of movement and the imagination of single muscle contractions. The goal of mental muscular training is an increase of strength in muscles and muscle groups or rather their strength maintenance in special situations (e.g. immobilization of one extremity).

Purpose: This piece of work treats the topic "mental muscular training" and it is concerned with the question how the effect of this method can be explained scientifically and in which areas in the praxis of physiotherapy this mental technique can be used.

Results: There are different explanation models which illustrate the probable strength increasing or maintaining effect of mental muscular training. With the usage of different imaging diagnostics it could be declared that during the imagination of muscle contractions, similar activities to actual conducted movements in the central neural system (e.g. motorcortex) occurred. This imaginary form of training can happen in different ways or rather from different perspectives (e.g. first-person-perspective and third-person-perspective). The choice of a special perspective in cooperation of other factors (e.g. age, intensity of the imagination) can influence the success of the training. In this work different scientific papers are described additionally which approve to the effect of an increased strength by mental muscular training in different muscles or muscle groups. Moreover, the results suggest the usage of mental muscular training as an addition to a classical strength training program especially at the beginning of the training. The technique can be used in traumatic-orthopedic patients where the neuromuscular system is not affected but for example physical training is not yet allowed. Mental training in the neurologic rehabilitation in literature refers to the imagination of complex courses of movement with the aim to optimize movements of daily living.

Mental muscular training proposes a low cost and effective additional intervention which can be integrated in physiotherapeutic praxis easily.

(Number of words: 316)

Keywords: Physiotherapy, mental muscular training, increase of strength, fields of usage

Inhaltsverzeichnis

Einleitung 1

1. Physiologie Motorik 2

1.1 Das Motorische System 2

1.2 Die Entstehung einer Bewegung 2

1.3 Der motorische Kortex 2

1.3.1 Der primär-motorische Kortex 3

1.3.2 Der sekundär-motorische Kortex 3

1.3.3 Die Aktivität des Motorkortex im Elektroenzephalogramm 4

1.4 Kleinhirn und Basalganglien 4

1.5. Spiegelneurone 4

2. Neuronale Plastizität und motorisches Lernen 5

3. Anfänge des mentales Trainings 6

4. Hypothesen zu den Wirkungsmechanismen 6

4.1 Psychoneuromuskuläre Theorie („Bottom-Up-Mechanism") 6

4.2 Zentrale Theorie („Top-Down-Mechanism") 7

4.3 Weitere Hypothesen 7

4.3.1 Kognitive Hypothese 7

4.3.2 Programmierungshypothese 8

5. Neurophysiologische Ansätze des mentalen Muskeltrainings 8

5.1 Neuronale Einflüsse auf die Muskelkraft 9

6. Bewegungsvorstellungstraining („Motor Imagery Training") 10

6.1 Definitionen 10

6.2 Arten des Vorstellungstrainings 10

6.2.1 Das mental-sprachliche Training 10

6.2.2 Mentales Training aus der Beobachterperspektive 10

6.2.3 Mentales Training aus der Innenperspektive 11

6.2.4 Wahl der Vorstellungsart 11

6.3 Voraussetzungen und Einflussfaktoren 12

6.4 Erfassung der Vorstellungsfähigkeit 13
7. Studien über die Effekte von mentalem Muskeltraining 14
7.1 Studie von Ranganathan, Siemionow, Liu, Sahgal und Yue (2004) 14
7.2 Studie von Reiser (2005) 15
7.3 Studie von Reiser, Büsch und Munzert (2007) 16
7.4 Studie von Shackell und Standing (2007) 16
7.5. Studie von Sidaway und Trzaska (2005) 17
7.6 Studie von Zijdewind, Toering, Bessem, Van der Laan und Diercks (2003) 17
8. Mentales Muskeltraining in der Praxis 19
8.1 IMC-Training 19
8.2 Instruktion 19
8.3 Trainingsplanung 19
9. Anwendungsbereiche 20
9.1 Mentales Muskeltraining in der Orthopädie und Traumatologie 20
9.2 Mentales Muskeltraining in der neurologischen Rehabilitation 21
10. Diskussion 22
Literaturverzeichnis 27
Anhang 31
Anhang A 31
Anhang B 35
Anhang C 36

Abkürzungsverzeichnis

EM	Executed Movement (ausgeführte Bewegung)
EEG	Elektroenzephalogramm
EMG	Elektromyogramm
fMRI	Functional Magnetic Resonance Imaging (funktionelle Magnetfeldresonanztomographie)
IM	Imagined Movement (vorgestellte Bewegung)
IMC	Imagined Maximum Contraction (vorgestellte maximale Kontraktion)
MMT	Mentales Muskeltraining
MVC	Maximum Voluntary Contraction (maximale willkürliche Kontraktion)
MVC-RCP	MVC Related Cortical Potential (MVC verbundenes kortikales Potential)

Einleitung

Man kennt vielleicht das Gefühl, dass beim Beobachten sportlicher Aktivitäten in der Realität oder auch auf dem Bildschirm die eigenen Muskeln anspannen oder diese Aktivitäten in Gedanken selber nachgeahmt werden. Genau auf diese Art und Weise kann mentales Training durchgeführt werden.

Mentales Training ist vor allem aus dem Bereich der Sportpsychologie bekannt. Dies betrifft die Vorstellung komplexer Bewegungsabläufe sowie die Vorstellung von einzelnen Muskelkontraktionen. Oft gibt es in der Physiotherapie-Praxis Situationen, in welchen physisches Training nicht möglich ist (zum Beispiel bei posttraumatischen Immobilisationen, Bewegungseinschränkungen nach Insult, etc.) und daher ein mentales Training eine Möglichkeit der Therapie darstellt. Dies war auch in einem meiner Praktika der Fall. Daher entstand das Interesse zu dieser Thematik und die Idee für diese Bakkalaureatsarbeit.

Diese Arbeit beschränkt sich auf das mentale Muskeltraining. Hierbei wird auf verschiedene Erklärungsmodelle zur Wirkungsweise dieser Therapiemethode eingegangen und neurophysiologische Vorgänge werden erklärt. Weiters wird der Frage nachgegangen, inwieweit es Erfahrungen mit dieser Technik in der Rehabilitation gibt bzw. in welchen Bereichen der Physiotherapie mit mentalem Muskeltraining gearbeitet werden kann.

1. Physiologie Motorik

In verschiedenen Studien und Artikeln (Lotze et al., 1999; Poro et al., 1996) wird auf die Beteiligung von motorischen Arealen des Gehirns während des mentalen Muskeltrainings hingewiesen. Die folgenden Kapitel geben daher einen Überblick über die wichtigsten beteiligten Strukturen und ihre Aufgaben.

1.1 Das Motorische System

Das motorische System besteht aus mehreren Elementen auf unterschiedlichen Ebenen, wobei eine Ebene jeweils unter der Kontrolle der nächst höheren steht. Die obersten Instanzen sind hierbei die motorischen Areale der Großhirnrinde. Diese Bereiche arbeiten eng mit den Basalganglien, dem Kleinhirn und dem Hirnstamm zusammen um Bewegungsprogramme auszuarbeiten. Auf spinalem Niveau finden Umschaltungen durchlaufender Nervenbahnen von und zur Muskulatur statt. Zusätzlich findet dort eine Regulierung der Bewegungen ohne Miteinbeziehung aller motorischen Systeme statt (Reflexe) (Huppelsberg & Walter, 2003).

1.2 Die Entstehung einer Bewegung

Basis für eine Bewegung bzw. Muskelkontraktion ist ein Handlungsantrieb aus den subkortikalen Strukturen (z.B. limbisches System). Durch den limbischen und sensorischen Kortex werden daraufhin Informationen an den assoziativen Kortex projiziert, in welchem dann der Bewegungsentwurf entsteht. Anschließend werden vom Kleinhirn und den Basalganglien die Bewegungsprogramme abgerufen. Der Thalamus projiziert diese an den Motorkortex, wo die Bewegungsausführung gesteuert wird und alle notwendigen Impulse über das Rückenmark an die Muskulatur weitergeleitet werden. Über das Rückenmark erhält das Gehirn die notwendigen Informationen über die peripheren motorischen Aktivitäten (Huppelsberg & Walter, 2003).

1.3 Der motorische Kortex

Nach Huppelsberg und Walter (2003) sind die motorischen Anteile der Großhirnrinde wesentlich an der Willkürmotorik beteiligt. Von diesen Arealen werden in enger

Zusammenarbeit mit den Basalganglien und dem Kleinhirn (in denen die eigentlichen Bewegungsprogramme zusammengestellt werden) Bewegungen bzw. die Bewegungsplanungen initiiert.

1.3.1 Der primär-motorische Kortex

Der primär-motorische Kortex liegt im Bereich des Gyrus praecentralis (Area 4) und ist somatotop gegliedert. Das heißt jeder Stelle des Motorkortex können bestimmte Muskelgruppen zugeordnet werden. Die Muskelgebiete sind hierbei nach funktioneller Bedeutung und Feinmotorik repräsentiert und nicht entsprechend ihrer anatomischen Größenverteilung. Beispielsweise ist die Handmuskulatur im Verhältnis sehr stark repräsentiert, da diese einer starken Feinmotorik bedarf. Die Aufgabe des primär-motorischen Kortex ist die Umsetzung des Bewegungsprogrammes in Impulse für die Motoneurone des Rückenmarks (Huppelsberg & Walter, 2003).

Laut Mayer und Hermann (2010) entspricht die somatoptope Gliederung nicht einer für immer festgelegten und unveränderbaren Karte, sondern unterliegt einer ständigen kortikalen Reorganisation (siehe Kapitel 2). Den Autoren zufolge zeigen verschiedene Studien, dass der Nichtgebrauch einer Extremität eine reduzierte bzw. ausfallende Stimulation und somit auch eine Rückbildung von kortikalen Repräsentationen zur Folge hat. Die entsprechenden Kortexareale übernehmen folglich andere Aufgaben. Mulder und Hochstenbach (2001) weisen ebenfalls darauf hin, dass der Nichtgebrauch einer Extremität während einer Immobilisation aus verschiedenen Gründen (posttraumatisch, neurologisch, etc.) zu Veränderungen der zentralen motorischen Repräsentation führt.

1.3.2 Der sekundär-motorische Kortex

Der sekundär-motorische Kortex wird unterteilt in den prämotorischen und den supplementär-motorischen Kortex, welche ebenfalls beide somatotop gegliedert sind und in enger Verbindung zum primären Motorkortex stehen. Die einzelnen Muskelgruppen sind somit in mehreren Arealen des Zentralnervensystems repräsentiert.

Der prämotorische Kortex nimmt an der Organisation vieler motorischer Funktionen (zum Beispiel Koordination der Körperhaltung und Orientierung zum Bewegungsziel hin) teil.
Der supplementär-motorische Kortex ist an der Planung und Durchführung komplexer motorischer Aufgaben involviert. Vor allem aber wird dieser Bereich bei der Ausarbeitung von motorischen Problemlösestrategien und feinmotorischen Leistungen gefordert (Huppelsberg & Walter, 2003).

1.3.3 Die Aktivität des Motorkortex im Elektroenzephalogramm (EEG)

Nach Huppelsberg und Walter (2003) kann über dem supplementär-motorischen Kortex und dem Vertex (Scheitel) in der Planungsphase einer Bewegung im EEG ein sogenanntes Bereitschaftspotential gemessen werden, welches in beiden Hirnhälften auftritt. Hier kann man eine neuronale Aktivität der Bewegungsplanung erkennen, welche circa 0,3 – 3 Sekunden vor der sichtbaren Bewegung beginnt. Dauer und Stärke des Signals sind vom Schwierigkeitsgrad der Bewegung abhängig. Das sogenannte Motorpotential kann circa 100 Millisekunden vor Bewegungsbeginn über dem primären Motorkortex abgeleitet werden. Dieses ist jedoch von dem vorhin erwähnten Bereitschaftpotential abzugrenzen, denn das Motorpotential tritt nur auf der kontralateralen Gehirnhälfte der Zielbewegung auf.

1.4 Kleinhirn und Basalganglien

Das Kleinhirn übernimmt als höchste Kontrollinstanz die Verantwortung für Koordination und Präzision von Bewegungsabläufen. Die Basalganglien sorgen für die Feinabstimmung aller Bewegungsimpulse, welche in den höheren motorischen Zentren (assoziativer Kortex) entworfen werden. Basalganglien haben keinen unmittelbaren Zugriff auf Motoneurone – die Projektion erfolgt hauptsächlich auf den Kortex zurück (Mayer & Hermann, 2010).

1.5. Spiegelneurone

Spiegelneurone wurden erstmals von Rizzolatti et al. (1996, zitiert nach Bauer 2006) im prämotorischen Kortex von Affen entdeckt. Diese Neurone zeigten nicht nur während dem Ausführen von bestimmten Handlungen Aktivität sondern ebenfalls bei der Beobachtung derselben Handlungen bei Artgenossen. Der Bewegungsablauf des Anderen wurde praktisch intern wiedergespiegelt.

Iacobini et al. (1999, zitiert nach Mayer & Hermann, 2010) zeigen, dass auch motorische Regionen des menschlichen Gehirns auf das Beobachten von Bewegung reagieren. Laut Bauer (2009) werden Spiegelneurone nicht nur aktiv, wenn man eine Bewegung bei einer anderen Person beobachtet, sondern auch, wenn man sich dieselbe Bewegung vorstellt.

2. Neuronale Plastizität und motorisches Lernen

Unter neuronaler Plastizität versteht man die Fähigkeit des menschlichen Gehirns, sich sowohl an neue Anforderungen der Umwelt als auch an interne Prozesse immer wieder anzupassen. Diese Fähigkeit ist eine weitere Voraussetzung für das motorische Lernen – zur Veränderung, Optimierung, Stabilisierung und Automatisierung von Handlungen und Bewegungen in wechselnden situativen Anforderungen (Mayer & Hermann, 2010).

Nach Mayer und Hermann (2010) wurde die neuronale Plastizität lange als Leistung bezeichnet, die hauptsächlich das kindliche Gehirn betrifft. Mittlerweile geht man davon aus, dass die Verformbarkeit neuronaler Verbindungen eine lebenslange Fähigkeit ist und Nervenzellnetzwerke kontinuierlichen Umwandlungsprozessen unterliegen.

Die Ergebnisse einer Studie von Muellbacher (2001) zeigen, dass der primär-motorische Kortex wesentlich beim motorischen Lernen beteiligt ist. Die spezifische Beteiligung dieses Bereiches am motorischen Lernen zeigt auch, dass dieser durch Lernprozesse rasch modifiziert und reorganisiert werden kann.

3. Anfänge des mentales Trainings

Es gibt schon lange Belege dafür, dass eine Bewegungsvorstellung bzw. die Vorstellung von Muskelkontraktionen motorische Prozesse abruft (Reiser, 2003).

Mulder, Ziljstra, Ziljstra und Hochstenbach (2004) weisen hierzu auf die anfänglichen Erkenntnisse von Jacobson (1932) hin. Dieser konnte mittels eines Elektromyogramms (EMG) Aktivitäten im Muskel während einer Bewegungsvorstellung nachweisen. Das Ausmaß dieser Aktivität war jedoch minimal im Vergleich zu dem einer tatsächlich und offensichtlich ausgeführten Bewegung.

4. Hypothesen zu den Wirkungsmechanismen

Nach Mulder et al. (2004) beruhen Erklärungen über die Effekte des mentalen Trainings lediglich auf Hypothesen. In folgenden Kapiteln werden verschiedene Theorien erläutert, welche die Mechanismen möglicherweise erklären können, die für eine Verbesserung der motorischen Leistung nach einem mentalen Training sprechen.

4.1 Psychoneuromuskuläre Theorie („Bottom-Up-Mechanism")

Diese Theorie wird auch als „periphere Theorie" bezeichnet und wird durch die Beobachtung begründet, dass während der Vorstellung einer bestimmten Bewegung dieselbe Muskulatur geringfügig aktiviert wird, ähnlich wie bei der tatsächlich ausgeführten Bewegung. Diese Aktivität ist jedoch so gering, dass keine offensichtliche Bewegung wahrgenommen werden kann (Driskell, Copper & Moran, 1994).

Ebenfalls wird bei dieser Theorie angenommen, dass bei der Vorstellung einer Bewegung bzw. Muskelkontraktion Impulse an die Zielmuskulatur erfolgen und dass dieselben motorischen Bahnen beteiligt sind, wie auch bei der Ausführung im Rahmen eines physischen Trainings (Page, Levine, Sisto & Johnston, 2001).

Die Aktivierung dieser verschiedenen peripheren motorischen Bahnen kann nach Driskell et al. (1994, zitiert nach Mackay 1981) für die Verbesserung der motorischen Leistungen verantwortlich sein, da hierbei motorische Programme im Motorkortex

„gefestigt" werden und in weiterer Folge auch die Leistungsfähigkeit der Motorneurone verbessert wird, welche im Endeffekt die Impulse für die motorische Ausführung geben.

4.2 Zentrale Theorie („Top-Down-Mechanism")

Jeannerod (1995) behauptet, dass die Bewegungsvorstellung ein Teil der zentralen motorischen Repräsentation ist und mit einer Bewegungsabsicht bzw. -vorbereitung verknüpft werden kann.

Obwohl die motorische Vorbereitung auf ein bestimmtes Bewegungsziel einen komplett unbewussten Prozess darstellt, können die Bewegungsbilder hierfür bewusst erschaffen werden. Den Autoren zufolge kann angenommen werden, dass durch die Bewegungsvorstellung ähnliche zentrale Prozesse erfolgen, wie bei der tatsächlichen unbewussten Bewegungsplanung (Jeannerod, 1995).

4.3 Weitere Hypothesen

Nach Reiser (2005) wird zur Erklärung der Kraftsteigerung bzw. der Entfaltung von motorischen Fähigkeiten im Rahmen des mentalen Trainings häufig auf zwei spezifische Hypothesen von Heuer (1985) hingewiesen:

4.3.1 Kognitive Hypothese

Nach Heuer (1985) kann die Wirksamkeit eines mentalen Trainings dadurch erklärt werden, dass sich dieses auf die kognitiven Anteile einer Bewegungsaufgabe bezieht. Damit sind eine symbolische (sprachlich beschreibbare) und bildhaft-räumliche Repräsentation eines Bewegungsmusters gemeint. Die kognitiven Anteile einer bestimmten Bewegung können im Unterschied zur motorischen Repräsentation instruiert und gelernt werden, ohne die dementsprechende Bewegung tatsächlich auszuführen.

4.3.2 Programmierungshypothese

Heuer (1985) nimmt hierbei an, dass zentrale motorische Prozesse im Rahmen eines mentalen Muskeltrainings denen der tatsächlichen Bewegungsausführung ähnlich sind. Dieser Umstand soll laut dem Autor auch wesentlich für die Wirkung des mentalen Trainings verantwortlich sein und den nicht kognitiven „Rest" begründen, welcher durch die kognitive Hypothese (Kapitel 4.3.1) nicht erklärt werden kann.

5. Neurophysiologische Ansätze des mentalen Muskeltrainings

Verschiedene Studien beschäftigen sich mit den Fragen, ob es sich bei mentalem Training um eine unterschwellige Aktivität innerhalb des gesamten motorischen Systems handelt oder sich auf die Erregbarkeit kognitiver Areale im Sinne einer Bewegungsvorbereitung beschränkt (Mayer & Hermann, 2010).

Die Studie von Lotze et al. (1999) zeigte mittels funktioneller Magnetfeldresonanz (fMRI) eine signifikante Aktivität im supplementär-motorischen Kortex, im prämotorischen Kortex und primär-motorischen Kortex während einer tatsächlich ausgeführten Bewegung (EM – Executed Movement) und einer vorgestellten Bewegung (IM – Imagined Movement) des Handgelenkes. Eine Aktivierung des somatosensiblen Kortex konnte nur im Rahmen einer EM nachgewiesen werden. Lotze et al. (1999) unterstützen mit diesen Ergebnissen die Hypothese, dass sich die kortikalen Aktivitäten während einer EM und IM ähnlich sind. Im Kleinhirn war hinsichtlich der Aktivität bei EM und IM ein deutlicher Unterschied zu erkennen: Das fMRI zeigte während der IM im Gegensatz zur EM nur eine Aktivität des posterioren Kleinhirns. Von den Untersuchern wurde angenommen, dass dieser Bereich für die Inhibition einer tatsächlichen Bewegungsausführung im Rahmen einer IM verantwortlich ist.

Diese Ergebnisse werden in der Studie von Porro et al. (1996) bestätigt: bei vorgestellten Daumen-Finger-Bewegungen wurde beobachtet, dass neben dem prämotorischen und supplementär-motorischen Kortex ebenfalls der kontralaterale primär-motorische Kortex aktiviert wurde.

5.1 Neuronale Einflüsse auf die Muskelkraft

Nach Ranganathan, Siemionow, Liu, Sahgal und Yue (2004) gibt es noch keine exakten Erkenntnisse bezüglich der Anpassungsmechanismen, die einer Zunahme der willkürlichen Muskelkraft im Rahmen eines konventionellen Krafttrainingsprogramms zugrunde liegen. Jedoch existiert den Autoren zu Folge die geläufige Meinung, dass Steigerungen der willkürlichen Muskelkraft von zwei Hauptfaktoren abhängen: der neuronalen Adaptation und verschiedenen Veränderungen der Muskelmorphologie.

Sale (1992, zitiert nach Reiser 2005) geht davon aus dass die Kraftgewinne in den frühen Trainingsphasen auf neuronale Adaptionen im Zentralnervensystem zurückzuführen sind, womit das bestehende Muskelpotential auch besser ausgeschöpft werden kann. Laut Reiser (2005) treten Anpassungen auf muskulärem Niveau erst verzögert ein.

Reiser (2005) nimmt daher an, dass durch MMT Kraftsteigerungen erlangt werden, indem es zur Verbesserung der motorischen Repräsentation kommt, welche direkt mit der Muskelaktivierung in Zusammenhang steht. Effekte eines mentalen Muskeltrainings sind somit möglicherweise als eine Optimierung der zentralen motorischen Programmierung zu betrachten. Der Autor erklärt also die kraftsteigernde Wirkung von mentalem Muskeltraining zu Beginn eines Trainings durch den Umstand, dass diese mentale Trainingsform praktisch ein Üben zentraler Prozesse darstellt.

6. Bewegungsvorstellungstraining („Motor Imagery Training")

6.1 Definitionen

Mulder et al. (2004) definieren das Bewegungsvorstellungstraining als eine Form des mentalen Trainings. Dabei handelt es sich um eine sogenannte „interne Reproduktion" einer spezifischen motorischen Aufgabe ohne eine dementsprechende motorische Reaktion bzw. einer offensichtlichen Bewegungsausführung.

6.2 Arten des Vorstellungstrainings

6.2.1 Das mental-sprachliche Training (subvokales Training)

Bei dieser Methode spricht der / die Trainierende eine Bewegung bzw. einen Bewegungsablauf mit sich selbst durch. Die Länge des „Selbstgespräches" soll dem der tatsächlichen Bewegungsausführung entsprechen und dem Bewegungsrhythmus angepasst sein (Mayer & Hermann, 2010).

6.2.2 Mentales Training aus der Beobachterperspektive (verdecktes Wahrnehmungstraining)

Hierbei visualisiert der / die Trainierende sich selbst in der sogenannten „Dritte-Person-Perspektive", das heißt er / sie nimmt eine Außenperspektive ein und betrachtet sich selbst bei der Durchführung einer Bewegung bzw. eines Bewegungsablaufes. Diese Methode kann mit dem Betrachten einer Videoaufzeichnung verglichen werden, wobei ein Film vor dem „geistigen Auge" abläuft und somit den individuellen Gegebenheiten der / des Trainierenden angepasst werden kann (Mayer & Hermann, 2010).

In der Studie von Solodkin, Hlustik, Chen und Small (2004) wird diese Form der Vorstellung auch als externe oder visuelle Bewegungsvorstellung bezeichnet.

6.2.3 Mentales Training aus der Innenperspektive (ideomotorisches Training)

Bei dieser Form des mentalen Trainings stellt man sich eine Bewegung, einen Bewegungsablauf oder eine einzelne Muskelkontraktion aus der Innenperspektive („Erste-Person-Perspektive“) vor. Der / die Trainierende versucht die Bewegungsausführung unter Einbezug möglichst vieler Sinnesmodalitäten zu erleben. Man blickt also während der Vorstellung durch die eigenen Augen und nimmt mit allen Sinnen die Durchführung der Bewegung war. Je realer die Vorstellung gelingt, desto intensiver ist die Wirkung des mentalen Trainings. Daher ist es Voraussetzung über die innerlichen Prozesse im Rahmen einer Bewegung, eines Bewegungsablaufes oder einer Muskelkontraktion genau Bescheid zu wissen um diese Prozesse dann später in der Imagination abrufen zu können. Das bedingt wiederum, dass es sich beim mentalen Training aus der Innenperspektive um bekannte motorische Aufgaben handeln sollte (Mayer & Hermann, 2010).

Zentgraf, Lorey, Reiser und Munzert (2009) beschreiben diese Form der Vorstellungmöglichkeit als kinästhetische oder interne Vorstellung.

6.2.4 Wahl der Vorstellungsart

Die Ergebnisse der Studie von Solodkin et al. (2004) zeigen mittels Auswertung von Elektroenzephalogramm-Daten und fMRI-Bildern, dass die zentralnervösen Aktivitäten im Rahmen einer internen / kinästhetischen Vorstellung – im Gegensatz zur externen Methode – eher mit den zentralen Aktivierungsmustern einer tatsächlich ausgeführten Bewegung verglichen werden können.

In einer Untersuchung von Ranganathan, Kuykendall, Siemionow und Yue (2002) bestätigen die Autoren, dass die kognitive Anforderung einer vorgestellten Bewegung ein wesentlicher Faktor bei der Kraftsteigerung durch mentales Muskeltraining ist. Hierbei trainierten ProbandInnen imaginär mit kognitiv anspruchsvollen und weniger anspruchsvollen Handlungen, wobei das Ausmaß der Muskelaktivität in beiden Gruppen gleich gehalten werden musste. Laut den Autoren hängt der Erfolg des mentalen Muskeltrainings zusätzlich von der Art des Vorstellungstrainings ab. Dazu wurde bei den StudienteilnehmerInnen im Rahmen eines Bewegungsvorstellungstrainings mit internen und externen Vorstellungsmethoden gearbeitet.

Die Ergebnisse zeigten, dass die Gruppe, welche sich mental anspruchsvolle Übungen vorstellte, mehr an Muskelkraft zunahm als die Versuchsgruppe mit den weniger anspruchsvollen Vorstellungsübungen. Höhere Kraftzuwächse zeigte außerdem die Gruppe mit interner Bewegungsvorstellung im Vergleich zur Gruppe mit mentalem Training aus der Beobachterperspektive und einer nicht trainierenden Kontrollgruppe.

Eine weitere Studie von Reiser, Büsch und Munzert (2007) unterstützt die Ergebnisse von Ranganathan et al. (2002): der Erfolg eines mentalen Muskeltrainings ist wesentlich von der Vorstellungsfähigkeit des / der Trainierenden abhängig. Je lebhafter bzw. lebendiger die Imagination erfolgt, desto bessere Anstiege sind in der Muskelkraft zu erwarten.

6.3 Voraussetzungen und Einflussfaktoren

Mulder et al. (2004) untersuchten in Ihrer Studie den Effekt von mentalem Muskeltraining bezogen auf die Erlernung neuer Bewegungen am Beispiel der Großzehenabduktion. Teilnehmer, welche vor der Intervention diese Bewegung nicht ausführen konnten, zeigten nach dem MMT im Gegensatz zu einer physisch übenden Gruppe keine signifikante Verbesserung in der Aktivierung des Großzehenabduktors (Musculus abductor hallucis). Hingegen konnte bei ProbandInnen, welche vorher schon im Ansatz zu einer Großzehenabduktion fähig waren, eine signifikante Verbesserung dieser Bewegung nach dem MMT nachgewiesen werden. Die Autoren schließen daraus, dass bei bekannten Bewegungen eher ein Erfolg durch MMT erwartet werden kann.

Mulder, Hochstenbach, Van Heuvelen und Otter (2007) beschäftigten sich mit den Fragen, welchen Einfluss das Alter auf die Fähigkeit der internen und externen Bewegungsvorstellung hat und ob diese Fähigkeit auch mit dem Ausmaß der physischen Aktivität bzw. dem Fitness-Level zusammenhängt. Mittels eines speziellen Fragebogens (Vividness of Movement Imagery Questionaire) wurde ersichtlich, dass sich TeilnehmerInnen höheren Alters Bewegungen wesentlich besser aus der Dritte-Person-Perspektive als aus der Erste-Person-Perspektive vorstellen konnten. Die Autoren stellten die Hypothese auf, dass mit steigendem Alter möglicherweise auch das Ausmaß an Bewegung sinkt und somit gleichzeitig (durch Mangel an kinästhetischen Input) die Fähigkeit der Bewegungsvorstellung abnimmt. Weiters wird davon ausgegangen, dass sich Menschen höheren Alters weniger bewegen, aber dafür andere Personen vermehrt bei Bewegungen beobachten. Diese Veränderung des Beobachtungspunktes kann den Autoren zufolge erklären, dass Menschen im höheren Alter (in dieser Studie ProbandInnen über 64 Jahre) leichter externe Bewegungsbilder abrufen können. Die Auswertung von einfachen motorischen Tests (Ausdauer-Gehtest, Gleichgewichtstest, Reaktionstest, etc.) wurde mit der Fähigkeit der Bewegungsvorstellung in Verbindung gebracht: hierbei erkannte man einen signifikanten Zusammenhang zwischen dem Fitnessgrad und der Fähigkeit zu einer internen Bewegungsvorstellung.

Ranganathan et al. (2004) schließen aus den Ergebnissen ihrer Studie (siehe Kapitel 7.1), dass bei Muskeln, welche im Alltag seltener gebraucht werden (zum Beispiel Kleinfingerabduktor) ein höher Kraftgewinn mit MMT zu erwarten ist, als bei häufiger aktivierten Muskeln (beispielsweise Ellbogenflexoren). Diese sind den Autoren nach bereits durch den alltäglichen Gebrauch „trainierter" und erlauben geringere Kraftzuwächse als im Alltag selten aktivierte Muskeln.

Bakker et al. (1996, zitiert nach Mulder, 2004) zeigten in ihrer Studie, dass die EMG-Aktivität auch je nach vorgestelltem Gewicht, welches man beispielsweise in seinen Gedanken hebt, varriiert.

6.4 Erfassung der Vorstellungsfähigkeit

Der Fragebogen MIQ-RS (Movement Imagery Questionaire Revised Second Version) stellt eine modifizierte Version des MIQ (Momevement Imagery Questionaire) von Hall (1985) dar. In beiden Fragebögen werden verschiedene imaginäre Bewegungsaufgaben gestellt. Die betroffene Person hat die Aufgabe, sich diese Bewegungen aus der internen und externen Perspektive vorzustellen. Nach der Vorstellung bewertet der / die ProbandIn, wie leicht bzw. schwer er / sie die Bewegungsvorstellung durchführen konnte. Die Anpassung zum MIQ-RS erfolgte mit der Absicht, den Fragebogen ebenfalls bei PatientInnen mit eingeschränkter Mobilität bzw. Bewegungseinschränkungen anwendbar zu machen (Gregg, Hall & Buttler, 2007).

Der englischsprachige MIQ-RS mit Anleitung und Beurteilungsskalen kann dem Anhang entnommen werden.

7. Studien über die Effekte von mentalem Muskeltraining

7.1 Studie von Ranganathan, Siemionow, Liu, Sahgal und Yue (2004)

Ranganathan et al. (2004) untersuchten in ihrer Studie die Wirkungsweise von MMT der Ellboxenflexoren (ELB-Gruppe) und Kleinfingerabduktoren (ABD-Gruppe) im Vergleich zu einer Kontrollgruppe ohne Training und einer physisch trainierenden Gruppe.

In dieser Untersuchung wurde die Kleinfingerabduktion mit Hilfe einer Kraftmesszelle evaluiert und die Kraft der Ellenbogenflexion wurde mit einer speziellen Vorrichtung gemessen. Sowohl ELB-Gruppe als auch ABD-Gruppe zeigten einen signifikanten Anstieg der Muskelkraft, wobei zu bemerken ist, dass die Kraftsteigerung der ABD-Gruppe mit 35 % wesentlich größer war als die der ELB-Gruppe mit 13,5 %. Vor allem bei der ABD-Gruppe war ein linearer Anstieg der Muskelkraft über das gesamte Training zu beobachten. Im Rahmen einer weiteren Kraftmessung wurde ebenfalls festgestellt, dass die Muskelkraft bis zu 18 Wochen nach Beendigung des mentalen Trainingsprogrammes signifikant höher war. Die Autoren erklären diesen Umstand durch die neuronalen Adaptionsvorgänge, welche durch MMT möglicherweise stattfinden.

Mit Hilfe von EEG-Elektroden wurden während dem MMT von verschiedenen Bereichen des Motorkortex Potentiale erhoben (MRCPs, MVC-Related Cortical Potentials) die mit den maximalen willkürlichen Kontraktionen (MVC, Maximal Voluntary Contraction) in Verbindung stehen. Vor dem Trainingsbeginn konnten zwischen den physisch und mental übenden Gruppen im Vergleich zu der nicht übenden Kontrollgruppe keine signifikanten Unterschiede in der Amplitude des EEG ausgewertet werden. Die Ergebnisse nach dem Training zeigten wesentlich stärkere EEG-Signale der physisch und mental übenden Gruppen gegenüber der Kontrollgruppe. Zusätzlich unterschied sich die physisch übende Gruppe von der MMT-Gruppe mit stärkeren EEG-Signalen. Den Autoren zufolge sind die gemessenen EEG-Daten eine mögliche Evidenz, dass MMT ähnlich wie physisches Training die Aktivität im Motorkortex erhöht und folglich die Intensität der absteigenden Kommandos zu den Muskeln verstärkt wird. Auch dieser Umstand kann laut den Untersuchern als Erklärung für den Kraftzuwachs im Rahmen des MMT herangezogen werden.

Die maximalen willkürlichen Kontraktionen wurden mittels eines Oberflächen-EMG bewertet. Die Elektroden wurden hierbei über den Muskelbäuchen des Musculus abductor digiti minimi und des Musculus biceps brachii angebracht. Verbunden mit den Kraftsteigerungen und den erhöhten MRCP stiegen bei den Tests auch die EMG-Signale signifikant in beiden mental übenden Gruppen, wobei bei der ABD-Gruppe wieder erheblich stärkere Signale im Vergleich zu der ELB-Gruppe abgeleitet werden konnten. Weiters wurde mit Hilfe eines Elektromyogramms sicher gestellt, dass eine Muskelaktivität während dem MMT ausgeschlossen werden konnte.

Da in dieser Studie von der physisch trainierenden Gruppe im Gegensatz zur MMT-Gruppe eine Muskelhypertrophie erwartet wurde, erfolgte durch Magnetfeldresonanz eine Bestimmung des Muskelvolumens. Am Ende des Trainings konnte hierbei nur bei der physisch übenden ABD-Gruppe eine geringe Muskelhypertrophie erzielt werden.

Zusätzlich wurden Puls, Blutdruck und die Hauttemperatur während dem MMT gemessen. Hierbei konnte in den MMT-Gruppen ein signifikanter Anstieg der Herzfrequenz und des systolischen Blutdrucks nachgewiesen werden.

7.2 Studie von Reiser (2005)

Reiser (2005) untersuchte hierbei die Effekte von MMT am Beispiel des „Bankdrückens". Zu Beginn, während und am Ende des vierwöchigen Trainingsprogrammes wurde die maximal willentliche Kontraktionskraft gemessen. Da sich die Versuchspersonen bezüglich des Körpergewichtes unterschieden, wurde die Relativkraft (die am Köpergewicht relativierte Maximalkraft) als abhängige Variable herbeigezogen.

Eine Gruppe trainierte mit maximalen isometrischen Muskelkontraktionen (Maximalkraft-Gruppe), die zweite mit vorgestellten maximalen Muskelkontraktionen (IMC-Gruppe). Zusätzlich gab es eine Kontrollgruppe ohne Training. Voraussetzung für die Teilnahme an der Studie war der Verzicht von Maximalkrafttraining der oberen Extremität für drei Monate vor Studienbeginn. Während der Studienzeit durfte auch kein zusätzliches Krafttraining durchgeführt werden.

In den Ergebnissen zeigt die Maximalkraft-Gruppe den insgesamt größten Kraftgewinn, jedoch konnte man auch bei der IMC-Gruppe einen statistisch signifikanten Zuwachs der Relativkraft verzeichnen. Diese Gruppe erreichte ihren größten Anteil an

Kraftzuwachs bis zum ersten Zwischentest nach acht Tagen – dieser Zugewinn ist hierbei annähernd so groß wie derjenige der Maximalkraftgruppe. Anschließende Messungen zeigen keine signifikanten Kraftzugewinne der Mentalgruppe und bleiben daher deutlich hinter der Maximalkraftgruppe zurück.

7.3 Studie von Reiser, Büsch und Munzert (2007)

In einer weiteren Studie von Reiser, Büsch und Munzert (2007) wurde die Wirkung von MMT („IMC-Training") in Kombination mit physischem Training bezogen auf verschiedene Übungen (Beinpresse, Bankdrücken, Fersen heben und Trizeps-Extension) untersucht. Die kombiniert trainierende Gruppe bestand aus drei Untereinheiten, welche jeweils 25 %, 50 % oder 75 % des Trainings mental absolvierten (M25, M50, M75). Eine weitere Gruppe trainierte ausschließlich physisch (MVC-Gruppe) und eine dritte Kontrollgruppe nahm ohne Training teil.

Die Untersuchung zeigte in den Ergebnissen, dass bei den Gruppen mit IMC-Training etwas geringere Anstiege bei der Messung der maximal willkürlichen Kontraktionen (MVC) verzeichnet wurden als in der MVC-Gruppe. Im Vergleich zur Kontrollgruppe erzielte die IMC-Gruppe jedoch deutlich höhere Werte bei der Messung der MVCs. Eine weitere Messung erfolgte eine Woche nach Beendigung des Programmes: Hierbei zeigt die MVC-Gruppe weitere Kraftanstiege im Gegensatz zur IMC-Gruppe. Diese konnte jedoch trotzdem den Kraftzuwachs, der direkt nach dem Training gemessen wurde, stabil halten. Die Autoren schließen aus diesen Ergebnissen, dass intensives Krafttraining teilweise durch IMC-Training ersetzt bzw. ergänzt werden kann, ohne dabei mit beträchtlichen Kraftminderungen rechnen zu müssen. Weiters führen die Auswertungen zu der Annahme, dass diese Form des MMT eine sinnvolle Ergänzung darstellt, um die Muskelkraft zu verbessern.

7.4 Studie von Shackell und Standing (2007)

Shackell und Standing (2007) untersuchten den Effekt von MMT bezogen auf die Hüftflexion. Die Studienteilnehmer trainierten je nach Gruppe physisch (spezielle Hüftflexionsvorrichtung mit Gewichten), oder mental (mit Vorstellung der Hüftflexionsvorrichtung). Vor und nach dem zweiwöchigen Training wurde die Kraft über das maximal überwindbare Gewicht auf der Hüftflexions-Trainingsvorrichtung evaluiert. Zusätzlich wurde überprüft, ob durch das MMT ebenfalls Veränderungen des Blutdrucks und der Herzfrequenz zu erwarten sind.

Die Studie zeigte in den Endmessungen einen signifikanten Kraftanstieg der mentalen und physisch übenden Gruppen, während bei der nicht trainierenden Kontrollgruppe unwesentliche Veränderungen verzeichnet wurden.

Weiters wurden bei allen ProbandInnen Blutdruck und Herzfrequenz zu Studienbeginn und –ende gemessen. Dabei zeigten die Auswertungen keine wesentlichen Veränderungen zwischen den Messungen vor und nach der zweiwöchigen Intervention.

7.5. Studie von Sidaway und Trzaska (2005)

Sidaway und Trzaska (2005) forschten über die Wirkungsweise von MMT aus der Innenperspektive bezogen auf die Dorsalextensoren des Fußes. Diese Muskelgruppe wurde gewählt, da sie im Gang und beim Stiegen steigen eine wesentliche Rolle spielt. Dabei wurde mittels einer speziellen Vorrichtung (isokinetisches Dynamometer) das maximal erzeugbare Drehmoment der Fuß-Dorsalextensoren bei 24 Physiotherapie-StudentInnen vor und nach der Intervention (physisches, mentales und kein Training) ermittelt.

Die MMT-Gruppe zeigte eine signifikante Erhöhung des Drehmoments (circa 17%) der Dorsalextensoren nach der vierwöchigen Intervention.

7.6 Studie von Zijdewind, Toering, Bessem, Van der Laan und Diercks (2003)

Von Zijdewind, Toering, Bessem, Van der Laan und Diercks (2003) wurde der Effekt von MMT auf das Drehmoment der Plantarflexoren des Fußes evaluiert. Hierbei wurden 29 TeilnehmerInnen in drei Gruppen zugeteilt (mentales, physisches und kein Training), wobei die physisch übende Gruppe lediglich mit sehr geringer Intensität trainierte. Der Sinn hinter der Wahl einer niedrigen Intensität war die Widerlegung der Hypothese, dass der Effekt von MMT auf eine minimale Muskelaktivität zurückzuführen ist. Messungen wurden mehrmals während des gesamten Trainingszeitraumes durchgeführt und anschließend vier Wochen nach Trainingsende.

In den Auswertungen zeigte sich eine wesentliche Erhöhung des Drehmoments der Plantarflexoren nach fünf Trainingswochen. Dieser Wert unterscheidet sich signifikant von dem der physisch trainierenden Gruppe (mit geringer Intensität) und der Kontrollgruppe. Der größte Anstieg wurde hierbei zwischen dritter und fünfter Trainingswoche verzeichnet. Ebenfalls wurde bei der MMT-Gruppe vier Wochen nach dem Training ein wesentlich gesteigertes Drehmoment verglichen zur ersten Messung vor dem Training nachgewiesen.

Mit einer EMG-Messung des Musculus gastrocnemius medialis sollte in der Studie sichergestellt werden, dass während dem MMT keine Muskelaktivitäten stattfinden. Wenn das EMG Aktivitäten im Muskel aufzeichnete, wurden die ProbandInnen dazu aufgefordert, sich auf das Vorstellen der Muskelkontraktion zu konzentrieren ohne dabei die dementsprechenden Muskeln anzuspannen.

8. Mentales Muskeltraining in der Praxis

8.1 IMC-Training

Die Abkürzung IMC steht für „Imagined Maximum Contraction". Beim IMC-Training handelt es sich daher um eine mentale Übungsmethode, bei der sich der / die Trainierende eine maximale Muskelkontraktion vorstellt. Diese Vorstellung erfolgt aus der Innensicht, dass heißt aus der „Erste-Person-Perspektive". Der / die Trainierende wird hierbei instruiert, sich die Kontraktion so intensiv als möglich vorzustellen, ohne die Muskulatur tatsächlich anzuspannen. Er / sie soll sich hierbei auf das mit einer Muskelkontraktion verbundene Bewegungsgefühl fokusieren (kinästhetische Vorstellung). Ziel des IMC-Trainings ist die Modifikation bestehender motorischer Repräsentationen und weniger das Erlernen von neuen Bewegungsmustern (Reiser, 2005)

8.2 Instruktion

In der Studie von Sidaway und Trzaska (2005) wurde im Rahmen des MMT eine Instruktion mit den Aspekten einer internen / kinästhetischen Vorstellungart mit Erfolg angewendet. Die deutsche Übersetzung kann dem Anhang B entnommen werden.

8.3 Trainingsplanung

Bei den Studien über MMT (Kapitel 7) wurden die gesamte Dauer der mentalen Intervention, die Anzahl der vorgestellten Muskelkontraktionen, die Pause zwischen den einzelnen imaginären Kontraktionen, die Serienanzahl sowie die Serienpause genau definiert. Diese Daten befinden sich übersichtsmäßig im Anhang C und stellen mögliche Richtwerte für die Umsetzung des MMT in die Praxis dar.

9. Anwendungsbereiche

Nach Reiser (2005) ist im Rahmen einer orthopädischen und neurologischen Rehabilitation ein physisches Training oft nicht möglich (z.B. Gelenksimmobilisation, Hemiplegie, etc.). Da ein Verlust der Muskelkraft trotzdem so gering wie möglich gehalten werden soll, ist MMT eine mögliche Option, um Kraftminderungen zumindest teilweise zu kompensieren.

9.1 Mentales Muskeltraining in der Orthopädie und Traumatologie

Nach Sidaway und Trzaska (2005) ist bei orthopädischen Verletzungen verschiedenster Art (knöchern, ligamentär, muskulär) das Nervensystem bzw. neuromuskuläre System intakt. Daher stellt ein mentales Training hierbei eine mögliche Methode dar, die bei orthopädisch-traumatischen PatientInnen angewendet werden kann.

In einer Studie von Newson, Knight und Balnave (2003) wurden die Handgelenke von ProbandInnen mittels Gips immobilisiert. Die UntersucherInnen wollten in diesem Experiment feststellen, ob hierbei ein Kraftverlust während der Immobilisationszeit von zehn Tagen mittels MMT limitiert werden kann. In den Ergebnissen wurden nach der Immobilisation keine signifikanten Veränderungen der Kraft von Handgelenksextension und –flexion in der MMT-Gruppe verzeichnet. In der Kontrollgruppe nahm die Kraft derselben Bewegungen jedoch wesentlich ab.

Christakou, Zervas und Lavallee (2007) untersuchten den Effekt von mentalem Training als Ergänzung zur Physiotherapie nach Sprunggelenksdistorsion bei Athleten. Sowohl die Versuchsgruppe als auch die Kontrollgruppe erhielten beide ein standardisiertes physiotherapeutisches Programm. Die Versuchsgruppe wiederholte nach der Physiotherapieeinheit dasselbe Programm in Gedanken. Mittels der Anzahl von Heben der Fersen (heel-rise) und Zehen (toe-rise) wurde vor und nach der Intervention die Muskelausdauer evaluiert. Hierbei erzielte die Versuchsgruppe wesentlich bessere Ergebnisse als die Kontrollgruppe.

Mayer und Hermann (2010) verweisen auf eine Studie von Cupal und Brewer (2001). In dieser wurde der Effekt eines mentalen Trainingsprogramms auf die Kraftentwicklung bei Beugung und Streckung des Kniegelenks bei 30 PatientenInnen nach vorderer Kreuzbandruptur untersucht. Nach zehn Einheiten Mentaltraining (Entspannungsübungen und imaginäre Zielbewegungen, welche individuell an den Patienten / die Patientin angepasst wurden) konnten wesentliche positive Effekte bezüglich der Fähigkeit zur Kraftentwicklung in den Knieflexoren und –extensoren nachgewiesen werden.

9.2 Mentales Muskeltraining in der neurologischen Rehabilitation

In einem Review von Munzert, Lorey und Zentgraf (2009) wird auf das Potential von mentalem Training in der neurologischen Rehabilitation hingewiesen. Weiters werden verschiedene Vorteile dieser Intervention hervorgehoben: es handelt sich den AutorInnen zufolge um eine Technik, welche zusätzlich in die Therapie integriert werden kann, kostengünstig ist, von Institutionen bzw. Räumlichkeiten unabhängig ist und risikofrei angewendet werden kann. Nach Sharma, Pomeroy und Baron (2006) soll jedoch beachtet werden, dass je nachdem, welche Gehirnareale von einer Läsion betroffen sind, folglich auch die Fähigkeit zur Bewegungsvorstellung eingeschränkt sein kann. Lt. Zentgraf, Lorey, Reiser und Munzert (2009) soll Bewegungsvorstellungstraining in der neurologischen Rehabilitation hauptsächlich auf eine Optimierung von Alltagsbewegungen abzielen.

Stevens und Stoykov (2003) untersuchten die Wirkung von Mentaltraining (Computer unterstützt) bei zwei PatientInnen mit einer Hemiparese nach einem Schlaganfall. Hierbei wurden den PatientInnen zuerst Handgelenksbewegungen auf einem Computerbildschirm gezeigt. Daraufhin wurde der Bildschirm weiß und die beiden TeilnehmerInnen mussten sich die dementsprechenden Bewegungen vorstellen. Am Ende der vierwöchigen Intervention zeigte eine Patientin eine Verbesserung der Griffstärke. Die Messung der Griffstärke des zweiten Patienten ergab ungefähr den gleichen Wert wie bei der Ausgangsmessung.

10. Diskussion

Über mentales Muskeltraining (MMT) existieren noch keine geläufigen Definitionen. Reiser (2003) beschreibt IMC-Training als ein Vorstellen maximaler Muskelkontraktionen ohne tatsächlich die Muskulatur anzuspannen. Da der / die Übende sich zusätzlich die Muskelkontraktion mit dem damit verbundenen Bewegungsgefühl vorstellen soll, kann MMT als eine Art von Bewegungsvorstellungstraining eingestuft werden. Das Ziel ist hierbei bei der Wahl des Begriffes entscheidend: während Bewegungsvorstellungstraining hauptsächlich auf die Optimierung komplexer Bewegungsabläufe abzielt, erwartet man sich von MMT eine Steigerung der Kraft von einzelnen Muskeln oder Muskelgruppen bzw. ein Kraftverlust solcher soll unter bestimmten Gegebenheiten vermieden werden.

Die Anfänge der Forschung über Bewegungsvorstellung liegen schon einige Jahre zurück (Jacobson, 1932). Nach den Erkenntnissen verschiedener Studien (Lotze et al., 1999; Porro et al., 1996) kann man davon ausgehen, dass während des MMT ähnliche Areale im menschlichen Gehirn aktiviert werden wie bei einem physischen Training. Daher handelt es sich möglicherweise um eine unterschwellige motorische Aktivität im Zentralnervensystem. Es gibt verschiedene Hypothesen über die Wirkungsweise des Bewegungsvorstellungstrainings bzw. mentalen Muskeltrainings: Jacobson (1932, zitiert nach Mulder et al., 2004) unterstützt mit der Entdeckung, dass Bewegungsvorstellung eine minimale Muskelaktivität verursacht, die psychoneuromuskuläre Theorie. Dies wird von einer aktuelleren Studie von Zijdewind et al. (2003) widerlegt, welche in ihrer Studie eine Gruppe integrierte, die physisch mit geringer Intensität trainierte. Da hier die MMT-Gruppe wesentlich bessere Ergebnisse erzielte, kann davon ausgegangen werden, dass eine Kraftsteigerung nicht auf eine geringe muskuläre Aktivität zurückzuführen ist und dieser Umstand daher nicht für einen „Bottom-Up-Mechanism“ spricht. Die zentrale Theorie wird von der Studie von Mulder et al. (2004) unterstützt: hierbei profitierten TeilnehmerInnen eher von einem MMT profitierten, welche vorher im Ansatz zu der Bewegung (Großzehenabduktion) fähig waren. Daher wurde davon ausgegangen, dass MMT eine Optimierung bestehender zentraler motorischer Repräsentationen ist. Auch die Ergebnisse von Ranganathan et al. (2004) unterstützen den „Top-Down-Mechanism“, denn es wurden während dem MMT nahezu keine EMG-Aktivitäten verzeichnet. Sehr wohl wurde ein Anstieg von EEG-Signalen in verschiedenen Bereichen des motorischen Kortex nachgewiesen.

Auffallend ist, dass bei den zahlreichen Studien über MMT (Ranganathan et al., 2005; Reiser, 2005; Reiser et al., 2007; Sidaway & Trzaska, 2005) hauptsächlich Erfolge durch eine interne Vorstellungsweise (Erste-Person-Perspektive) verzeichnet wurden. Dies wird ebenfalls durch die Erkenntnisse von Ranganathan et al. (2002) unterstützt. Solodkin et al. (2004) zeigen auch, dass eine interne Vorstellung physiologischere Merkmale in den EEG-Signalen und fMRI-Aufzeichnungen zeigt, als ein Bewegungsvorstellungstraining aus der Dritte-Person-Perspektive. Nach Ranganathan et al. (2002) scheint zusätzlich die kognitive Anforderung des MMT Auswirkungen auf die Kraftsteigerung zu haben. Da sich die Informationen über diese Studie auf einen Abstract beschränken, ist nicht genau ersichtlich, wie eine kognitiv anspruchsvolle MMT-Übung in dieser Studie genau gestaltet wurde. Es kann von der Annahme ausgegangen werden, dass sich die kognitiv weniger anspruchsvolle Bewegungsvorstellung auf die schlichte Vorstellung einer Bewegung beschränkte und die anspruchsvolle Version alle mit der Ausführung verbunden Bewegungsgefühle (wie im Instruktionsbeispiel in Anhang B) integrierte. Reiser et al. (2007) weisen ebenfalls auf die Wichtigkeit einer lebhaften bzw. lebendigen Vorstellung einer Kontraktion bzw. Bewegung hin, um die Muskelkraft durch mentales Training steigern zu können.

Laut Mulder et al. (2007) scheint das Alter und die physische Fitness ebenfalls die Fähigkeit zur internen und externen Bewegungsvorstellung zu beeinflussen. Die Hypothese der Autoren, welche besagt, dass durch eine Abnahme der körperlichen Aktivität im höheren Alter und einem folglich veränderten Blickwinkel (vermehrte Bewegungsbeobachtung aus der Dritte-Person-Perspektive) eher mit einer externen Bewegungsvorstellung gearbeitet werden kann, erscheint nachvollziehbar. Da man diesen Umstand nicht auf die Allgemeinheit beziehen kann, stellt der Fragebogen MIQ-RS (Movement Imagery Questionaire Revised Second Version) eine gute Möglichkeit dar, um die subjektive Vorstellungsfähigkeit einer Person zu evaluieren. Zusätzlich kann mit Hilfe dieses Fragebogens entschieden werden, ob sich ein/e PatientIn fähig bzw. motiviert fühlt, mit dieser Technik zu arbeiten und welche Vorstellungsart gewählt werden soll.

Nach Ranganathan et al. (2004) sind vor allem Kraftzuwächse bei Muskeln zu erwarten, welche im Alltag weniger aktiviert werden. Die Studien von Sidaway und Trzaska (2005) und Zijdewind et al. (2003) zeigen jedoch, dass bei häufig aktivierter Muskulatur (Dorsalextensoren und Plantarflexoren) ebenfalls signifikante Kraftzuwächse verzeichnet werden konnten. Praxisrelevant scheint die Erkenntnis von Mulder et al. (2004), dass bei bekannten Bewegungen eher eine Kraftsteigerung zu erwarten ist. Sollte man sich in der Praxis für den Einsatz von MMT entscheiden, ist eine Überprüfung, ob der / die PatientIn zu einer bestimmten Bewegung bzw. Kontraktion physisch fähig ist (bei Immobilisation mit der gesunden Seite) sinnvoll.

Die Untersuchungen, welche in dieser Arbeit erwähnt werden (Kapitel 7) zeigen eine Steigerung der Muskelkraft bzw. des Drehmoments von verschiedenen Muskeln und Muskelgruppen. Verdeutlicht wird jedoch auch, dass es eher unwahrscheinlich ist, dass mit MMT ein ähnlicher Effekt wie bei klassischen Krafttrainingsformen (zum Beispiel Hypertrophie-Training) erzielt werden kann. Der Sinn hinter MMT ist demnach auch nicht der Ersatz für ein konventionelles Krafttrainingsprogramm. Es soll eher als ergänzende Technik eingesetzt werden, bzw. dann in Betracht gezogen werden, wenn eine physische Muskelkräftigung aus verschiedenen Gründen nicht möglich ist. Dies zeigen auch die Ergebnisse von Reiser et al. (2007): intensives Krafttraining kann teilweise durch IMC-Training ersetzt werden, ohne dabei mit beträchtlichen Kraftminderungen rechnen zu müssen.
Sale (1992, zitiert nach Reiser 2005) zufolge sind Kraftsteigerungen in den frühen Phasen eines physischen Krafttrainings auf neuronale Anpassungen bzw. auf eine Optimierung der zentralen Ansteuerung mit folglich verbesserter Impulsübertragung zurückzuführen. Reiser (2005) bezieht diesen Umstand auch auf das MMT. Dies könnte ebenfalls die Hypothese von Ranganathan et al. (2004) erklären, nämlich dass Muskeln, welche im Alltag häufig genutzt werden weniger auf MMT ansprechen, da diese bereits eine „optimierte" Ansteuerung besitzen. Zusätzlich kann von der Annahme ausgegangen werden, dass Muskelgruppen, welche feinmotorische Leistungen erbringen, aufgrund ihrer großen Repräsentation im motorischen Kortex (Huppelsberg & Walter, 2003) ein größeres Potential zur Kräftigung mit MMT haben als kleinflächig repräsentierte Muskeln. Die Erkenntnis, dass die Muskelkraft bzw. das Drehmoment durch MMT auch einige Wochen nach Trainingsende gegenüber dem Ausgangsstatus signifikant erhöht war (Ranganathan et al., 2004; Sidaway & Trzaska, 2005) spricht für eine zentrale Optimierung einer motorischen Repräsentation.
Erwähnenswert ist auch der Anstieg der Herzfrequenz und des Blutdrucks in der Untersuchung von Ranganathan et al. (2004). Shackell und Standing (2007) untersuchten ebenfalls den Effekt von MMT auf diese Vitalparameter. Diese Werte erscheinen jedoch nicht sehr aussagekräftig, da diese nur vor und nach der zweiwöchigen MMT-Intervention erhoben wurden und Puls sowie Blutdruck auch von verschiedenen internen und externen Faktoren abhängig sind.
Die MMT-Studien (Kapitel 7) wurden an ProbandInnen ohne wesentliche körperliche Beschwerden durchgeführt. Die verzeichneten Erfolge bezüglich der Muskelkraft sprechen für einen Einsatz von MMT als mögliche Ergänzung für ein klassisches Krafttrainingsprogramm vor allem zu Beginn des Trainings. Diese Ergebnisse können folglich auch auf die Bereiche Orthopädie und Traumatologie umgelegt werden, wenn davon ausgegangen wird, dass das neuromuskuläre System intakt ist.

Aus der Literaturrecherche wurde zusätzlich ersichtlich, dass mentales Training in der neurologischen Rehabilitation hauptsächlich auf das Wiedererlernen von alltagsspezifischen Handlungen abzielt. Die Wirkungsweise in diesem Bereich lässt sich durch die altersunabhängige Umwandlungsfähigkeit (Plastizität) des menschlichen Gehirns erklären (Mayer & Hermann, 2010). Studien in diesem Bereich sind wahrscheinlich schwierig durchzuführen, da eine große Anzahl an ProbandInnen mit gleichen Läsionen und folglich ähnlichen motorischen Einschränkungen, möglicherweise schwer zu organisieren ist. Da mentales Training in der Neurologie, wie vorhin schon erwähnt, eher ein mentales Üben von komplexen Alltagsbewegungen sein soll, und dies nicht dem Ziel eines MMT entspricht, wurde nicht ausführlich darauf eingegangen, da dies den Rahmen dieser Arbeit sprengen würde.
Ein Großteil der Studien überprüft die Wirkung von MMT bezogen auf die Extremitätenmuskulatur. Sehr interessant wären sicher auch Untersuchungen, welche die Effekte dieser Technik auf andere Muskeln bzw. Muskelgruppen, wie zum Beispiel der Bauch-, Rücken- oder sogar der Beckenbodenmuskulatur untersuchen.

Erstaunlich ist, dass zu den Themen „mentales Muskeltraining" bzw. „Bewegungsvorstellungstraining" bereits eine Vielzahl an Studien durchgeführt wurden, welche zum Teil die neurophysiologischen Aktivitäten hinter einem MMT erklären. Die meisten Untersuchungen zeigen Erfolge durch eine gesteigerte Muskelkraft. Trotzdem wurde ich in meiner bisherigen praktischen Ausbildung noch nie mit dieser Technik konfrontiert. Diese Methode des mentalen Übens kann zwar keine klassischen Konzepte der medizinischen Trainingstherapie bzw. Rehabilitationsverfahren ersetzen, jedoch – basierend auf den Erkenntnissen der verwendeten Literatur – hat mentales Muskeltraining ein großes Potential für die Integration in die Praxis und stellt ein wertvolles physiotherapeutisches Zusatztool dar.

Zusammenfassung

Viele verschiedene bildgebende Verfahren und Biofeedbackmethoden belegen, dass während eines MMT ähnliche Aktivitäten stattfinden, wie während eines physischen Krafttrainings. Weiters zeigen verschiedene Studien, dass vor allem mittels MMT aus der Innenperspektive Kraftzuwächse in verschiedenen Muskelgruppen zu erwarten sind. MMT stellt somit eine kostengünstige und größtenteils effektive Zusatzintervention dar und hat Potential für die Integration in die physiotherapeutische Praxis.

(Wortanzahl: 6309)

Literaturverzeichnis

Bauer, J. (2006). *Warum ich fühle, was du fühlst. Intuitive Kommunikation und das Geheimnis der Spiegelneurone* (14. Aufl.). München: Wilhelm Heyne.

Christakou, A., Zervas, Y. & Lavallee, D. (2007). The adjunctive role of imagery on the functional rehabilitation of a grade II ankle sprain. *Human Movement Science, 26,* 141-154. Download am 27. April 2010 von http://www.sciencedirect.com

Driskell, J.E., Copper, C. & Moran, A. (1994). Does mental practice enhance performance?. *Journal Of Applied Psychology, 79 (4)*, 481-192. Download am 13. April 2010 von http://web.rollins.edu

Gregg, M., Hall, C. & Butler, A. (2007). The MIQ-RS: A suitable option for examining movement imagery ability. *Evidence-based Complementary and Alternative Medicine, 7,* 249-257. Download am 23. April 2010 von http://ecam.oxfordjournals.org

Heuer, H. (1985). Wie wirkt mentale Übung? *Psychologische Rundschau, 36*, 191 – 200.

Huppelsberg, J. & Walter, K. (2003). *Kurzlehrbuch Physiologie* (1. Aufl.). Stuttgart New York: Georg Thieme.

Jeannerod, M. (1995). Mental imagery in the motor context. *Neuropsychologica, 33 (11)*, 1419-1432. Download am 23. April 2010 von http://www.sciencedirect.com

Lotze, M., Montoya, P., Erb, M., Hülsmann, E., Flor, H., Klose, U., Birbaumer, N. & Grodd, W. (1999). Activation of cortical and cerebellar motor areas during executed and imagined hand movements: an fMRI study. *Journal Of Cognitive Neuroscience, 11 (5)*, 491-501. Download am 23. April 2010 von http://www.mitpressjournals.org

Mayer, J. & Hermann, H. D. (2010). *Mentales Training – Grundlagen und Anwendung in Sport, Rehabilitation, Arbeit und Wirtschaft* (1. Aufl.). Berlin Heidelberg New York: Springer.

Muellbacher, W. (2001). Die Rolle des Motorkortex beim motorischen Lernen. *Journal für Neurologie, Neurochirurgie und Psychiatrie, 2 (3),* 20-25. Download am 17. März 2010 von http://www.kup.at

Mulder, T. & Hochstenbach, J. (2001). Adaptability and flexibility of the human motor system: implications for neurological rehabilitation. *Neural Plasticity, 8,* 131-140. Download am 17. März 2010 von http://www.hindawi.com

Mulder, T., Hochstenbach, J.B.H., Van Heuvelen, M.J.G & Den Otter, A.R. (2007). Motor imagery: The relation between age and imagery capacitiy. *Human Movement Science, 26,* 203-211. Download am 23. April 2010 von http://www.sciencedirect.com

Mulder, T., Zijlstra, S., Zijlstra, W. & Hochstenbach, J. (2004). The role of motor imagery in learning a totally novel movement. *Experimental Brain Research, 154,* 211-217. Download am 16. Februar 2010 von http://www.springerlink.com

Munzert, J., Lorey, B. & Zentgraf, K. (2009). Cognitive motor processes: the role of motor imagery in the study of motor representations. *Brain Research Reviews, 60,* 306-326. Download am 23. April 2010 von http://www.sciencedirect.com

Newsom, J., Knight, P. & Balnave R. (2003). Use of mental imagery to limit strength loss after immobilization. *Journal Of Sport Rehabilitation, 12,* 249-248. Download am 5. Mai 2010 von http://hk.humankinetics.com

Page, S.J., Levine, P., Sisto, S.A. & Johnston, M.V. (2001). Mental practice combined with physical practice for upper-limb motor deficit in subacute stroke. Physical Therapy, 81 (8), 1455-1462. Download am 13. März 2010 von http://ptjournalonline.com

Porro, C.A., Francescato, M.P., Cettolo, V., Diamond, M.E., Baraldi, P., Zuiani, C., Bazzocchi, M. & Di Prampero, P.E. (1996). Primary motor and sensory cortex activation during motor performance and motor imagery: a functional magnetic resonance imaging study. *The Journal Of Neuroscience, 16 (23),* 7688-7698. Download am 17. März 2010 von http://www.jneurosci.org

Reiser, M. (2005). Kraftgewinne durch Vorstellung maximaler Muskelkontraktionen. Zeitschrift für Sportpsychologie, 12 (1), 11-21.

Reiser, M., Büsch, D. & Munzert, J. (2007). Strength gains by imagination of muscle actions. *Medicine & Science in Sports & Exercise, 39 (5),* 304.

Ranganathan, V. K., Kuykendall, T., Siemionow, V. & Yue, G.H. (2002). Level of mental effort determines training-induced strength increases. *Abstract: In Society for Neuroscience, 32,* 768.3. Download am 14. April 2010 von http://www.sfn.org

Ranganathan, V. K., Siemionow, V., Liu, J. Z., Sahgal, V. & Yue, G. H. (2004). From mental power to muscle power – gaining strength by using the mind. *Neuropsychologia, 42,* 944-956. Download am 2. März 2010 von http://lecerveau.mcgill.ca

Shackell, E.M & Standing, L.G. (2007). Mind over matter: mental training increases physical strength. *North American Journal of Psychology, 9 (1),* 189-200. Download am 16. April 2010 von http://www.sportmindskills.com

Sharma, N., Pomeroy, V.M. & Baron, J.C. (2006). Motor Imagery: a backdoor to the motor system after stroke?. *Stroke, 37,* 1941-1952. Download am 4. April 2010 von http://stroke.ahajournals.org

Sidaway, B. & Trzaska A. (2005). Can mental practice increase ankle dorsiflexor torque?. *Physical Therapy, 85 (10),* 1053-1060. Download am 28. März 2010 von http://physicaltherapyjournal.org

Solodkin, A., Hlustik, P., Chen, E. E. & Small, S.L. (2004). Fine modulation in network activation during motor execution and motor imagery. *Cerebral Cortex, 14,* 1246-1255. Download am 1. April 2010 von http://cercor.oxfordjournals.org

Stevens, J.A. & Philipps Stoykov, M.E. (2003). Using motor imagery in the rehabilitation of hemiparesis. *Archieves of Physical Medicine and Rehabilitation, 84*, 1090-1092. Download am 1. April 2010 von http://www.neuro-it.net

Zentgraf, K., Lorey, B., Reiser, M. & Munzert, J. (2009). Bewegungsvorstellungstraining in der motorischen Rehabilitation. *Neurologie & Rehabilitation, 15 (4)*, 242-248.

Zijdewind, I., Toering, S.T., Bessem, B., Van der Laan, O. & Diercks, R.L. (2003). Effects of imagery motor training on torque production of ankle plantar flexor muscles. *Muscle & Nerve, 28*, 168-173. Download am 12. April 2010 von http://www3.interscience.wiley.com

Anhang

Anhang A: MIQ-RS – Movement Imagery Questionaire – Revised Second Version (Gregg, Hall & Butler, 2007)

This questionnaire concerns two ways of mentally performing movements that are used by some people more than by others, and are more applicable to some types of movements than others. The first is attempting to form a visual image or picture of a movement in your mind. The second is attempting to feel what performing a movement is like without actually doing the movement. You are requested to do both of these mental tasks for a variety of movements in this questionnaire, and then rate how easy/difficult you found the tasks to be. The ratings that you give are not designed to assess the goodness or badness of the way you perform these mental tasks. They are attempts to discover the capacity individuals show for performing these tasks for different movements. There are no right or wrong ratings or some ratings that are better than others.
Each of the following statements describes a particular action or movement. Read each statement carefully and then actually perform the movement as described. Only perform the movement a single time. Return to the starting position for the movement just as if you were going to perform the action a second time. Then, depending on which of the following you are asked to do, either (i) form as clear and vivid a visual image as possible of the movement just performed, or (ii) attempt to feel yourself making the movement just performed without actually doing it. After you have completed the mental task required, rate the ease/difficulty with which you were able to do the task. Take your rating from the following scales.

Rating scales:

Visual Imagery Scale

1	2	3	4	5	6	7
Very hard to see	Hard to see	Somewhat hard to see	Neutral (not easy not hard)	Somewhat easy to see	Easy to see	Very easy to see

Kinesthetic Imagery Scale

1	2	3	4	5	6	7
Very hard to feel	Hard to feel	Somewhat hard to feel	Neutral (not easy not hard)	Somewhat easy to feel	Easy to feel	Very easy to feel

Be as accurate as possible and take as long as you feel necessary to arrive at the proper rating for each movement. You may choose the same rating for any number of movements "seen" or "felt" and it is not necessary to utilize the entire length of the scale.

1. **Starting Position:** Stand with your feet and legs together and your arm at your sides
   Action: Raise your one knee as high as possible so that you are standing on one leg with your other leg flexed (bent) at the knee. Now lower your leg so that you are standing on two feet.
   Mental task: Assume the starting position. Attempt to feel yourself making the movement just performed without actually doing it. Now rate the ease/difficulty with which you were able to do this mental task.

1	2	3	4	5	6	7
Very hard to feel	Hard to feel	Somewhat hard to feel	Neutral (not easy not hard)	Somewhat easy to feel	Easy to feel	Very easy to feel

Rating: ________

2. **Startin Position:** While sitting, put your hand on your lap and make a fist.
Action: Raise your hand above your head until your arm is fully extended, keeping your fingers in a fist. Next, lower your hand back to your lap while maintaining a fist
Mental task: Assume the startin position. Attempt to see yourself making the movement just performed with as clear and vivid a visual image as possible. Now rate the ease/difficulty with which you were able to do this mental task.

1	2	3	4	5	6	7
Very hard to see	Hard to see	Somewhat hard to see	Neutral (not easy not hard)	Somewhat easy to see	Easy to see	Very easy to see

Rating: ________

3. **Starting Position:** Extend your arm straight out to your side so that it is parallel to the ground, with your fingers extended and you palm down.
Action: Move your arm forward until it is directly in front of your body (still parallel to the ground). Keep your arm extended during the movement and make the movement slowly. Now move your arm back to the starting position, straight out to your side.
Mental task: Assume the starting position. Attempt to feel yourself making the movement just performed without actually doing it. Now rate the ease/difficulty with which you were able to do this mental task.

1	2	3	4	5	6	7
Very hard to feel	Hard to feel	Somewhat hard to feel	Neutral (not easy not hard)	Somewhat easy to feel	Easy to feel	Very easy to feel

Rating: ________

4. **Starting Position:** Stand with your arms fully extended above your head.
Action: Slowly bend forward at the waist and try and touch your toes with your fingertips. Now return to the starting position, standing erect with your arms extended above your head.
Mental task: Assume the starting position. Attempt to see yourself making the movement just performed with as clear and vivid a visual image as possible. Now rate the ease/difficulty with which you were able to do this mental task.

1	2	3	4	5	6	7
Very hard to see	Hard to see	Somewhat hard to see	Neutral (not easy not hard)	Somewhat easy to see	Easy to see	Very easy to see

Rating: ________

5. **Starting Position:** Put your hand in front of you about shoulder height as if you are about to push open a swinging door. Your fingers should be pointing upwards.
Action: Extend your arm fully as if you are pushing open the door, keeping your fingers pointing upwards. Now let the swinging door close by returning your hand and arm to the starting position.
Mental task: Assume the starting position. Attempt to see yourself making the movement just performed with as clear and vivid a visual image as possible. Now rate the ease/difficulty with which you were able to do this mental task.

1	2	3	4	5	6	7
Very hard to see	Hard to see	Somewhat hard to see	Neutral (not easy not hard)	Somewhat easy to see	Easy to see	Very easy to see

Rating: ________

6. **Starting Position:** While sitting, put your hand in your lap. Pretend you see a drinking glass on the table directly in front of you.
Action: Reach forward, grasp the glass and lift it slightly off the table. Now place it back on the table and return your hand to your lap.
Mental task: Assume the starting position. Attempt to feel yourself making the movement just performed without actually doing it. Now rate the ease/difficulty with which you were able to do this mental task.

1	2	3	4	5	6	7
Very hard to feel	Hard to feel	Somewhat hard to feel	Neutral (not easy not hard)	Somewhat easy to feel	Easy to feel	Very easy to feel

Rating: ________

7. **Starting Position:** Your hand is at your side. Pretend there is a door in front of you that is closed.
   Action: Reach forward, grasp the door handle and pull open the door. Now gently shut the door, let go of the door handle and return your arm to your side.
   Mental task: Assume the starting position. Attempt to feel yourself making the movement just performed without actually doing it. Now rate the ease/difficulty with which you were able to do this mental task.

1	2	3	4	5	6	7
Very hard to feel	Hard to feel	Somewhat hard to feel	Neutral (not easy not hard)	Somewhat easy to feel	Easy to feel	Very easy to feel

Rating: ________

8. **Starting Position:** Stand with your feet and legs together and your arms at your sides.
   Action: Raise your one knee as high as possible so that you are standing on one leg with you other leg flexed (bent) at the knee. Now lower your leg so that you are again standing on two feet.
   Mental task: Assume the starting position. Attempt to see yourself making the movement just performed with as clear and vivid a visual image as possible. Now rate the ease/difficulty with which you were able to do this mental task.

1	2	3	4	5	6	7
Very hard to see	Hard to see	Somewhat hard to see	Neutral (not easy not hard)	Somewhat easy to see	Easy to see	Very easy to see

Rating: ________

9. **Starting Position:** While sitting, put your hand on your lap and make a fist.
   Action: Raise your hand above your head until your arm is fully extended, keeping your fingers in a fist. Next, lower your hand back to your lap while maintaining a fist.
   Mental task: Assume the starting position. Attempt to feel yourself making the movement just performed without actually doing it. Now rate the ease/difficulty with which you were able to do this mental task.

1	2	3	4	5	6	7
Very hard to feel	Hard to feel	Somewhat hard to feel	Neutral (not easy not hard)	Somewhat easy to feel	Easy to feel	Very easy to feel

Rating: ________

10. **Starting Position:** Extend your arm straight out to your side so that it is parallel to the ground, with your fingers extended and you palm down.
    Action: Move your arm forward until it is directly in front of your body (still parallel to the ground). Keep your arm extended during the movement and make the movement slowly. Now move your arm back to the starting position, straight out to your side.
    Mental task: Assume the starting position. Attempt to see yourself making the movement just performed with as clear and vivid a visual image as possible. Now rate the ease/difficulty with which you were able to do this mental task.

1	2	3	4	5	6	7
Very hard to see	Hard to see	Somewhat hard to see	Neutral (not easy not hard)	Somewhat easy to see	Easy to see	Very easy to see

Rating: ________

11. **Starting Position:** Stand with your arm fully extended above your head.
Action: Slowly bend forward at the waist and try to touch your toes with your fingertips. Now return to the starting position, standing erect with your arms extended above your head.
Mental task: Assume the starting position. Attempt to feel yourself making the movement just performed without actually doing it. Now rate the ease/difficulty with which you were able to do this mental task.

1	2	3	4	5	6	7
Very hard to feel	Hard to feel	Somewhat hard to feel	Neutral (not easy not hard)	Somewhat easy to feel	Easy to feel	Very easy to feel

Rating: ________

12. **Starting Position:** Put your hand in front of you about shoulder height as if you are about to push open a swinging door. Your fingers should be pointing upwards.
Action: Extend your arm fully as if you are pushing open the door, keeping your fingers pointing upwards. Now let the swinging door close by returning your hand and arm to the starting position.
Mental task: Assume the starting position. Attempt to feel yourself making the movement just performed without actually doing it. Now rate the ease/difficulty with which you were able to do this mental task.

1	2	3	4	5	6	7
Very hard to feel	Hard to feel	Somewhat hard to feel	Neutral (not easy not hard)	Somewhat easy to feel	Easy to feel	Very easy to feel

Rating: ________

13. **Starting Position:** While sitting, put your hand in your lap. Pretend you see a drinking glass on the table directly in front of you.
Action: Reach forward, grasp the glass and lift it slightly off the table. Now place it back on the table and return your hand to your lap.
Mental task: Assume the starting position. Attempt to see yourself making the movement just performed with as clear and vivid a visual image as possible. Now rate the ease/difficulty with which you were able to do this mental task.

1	2	3	4	5	6	7
Very hard to see	Hard to see	Somewhat hard to see	Neutral (not easy not hard)	Somewhat easy to see	Easy to see	Very easy to see

Rating: ________

14. **Starting Position:** Your hand is at your side. Pretend there is a door in front of you that is closed.
Action: Reach forward, grasp the door handle and pull open the door. Now gently shut the door, let go of the door handle and return your arm to your side.
Mental task: Assume the starting position. Attempt to see yourself making the movement just performed with as clear and vivid a visual image as possible. Now rate the ease/difficulty with which you were able to do this mental task.

1	2	3	4	5	6	7
Very hard to see	Hard to see	Somewhat hard to see	Neutral (not easy not hard)	Somewhat easy to see	Easy to see	Very easy to see

Rating: ________

Anhang B: Beispielinstruktion (Sidaway 6 Trzaska, 2005):

Schließen Sie Ihre Augen. Nehmen Sie einen tiefen Atemzug und konzentrieren Sie sich auf einen Punkt vor Ihnen. Versuchen Sie sich nun zu erinnern, wie sich die maximalen Kontraktionen angefühlt haben, als Sie diese vorhin physisch auf dem Trainingsgerät durchgeführt haben. Spüren Sie, wie die Muskeln in der Vorderseite Ihres Beines von Ihrem Knie bis zum Beginn des Fußes an Spannung zunehmen und Ihre Zehen sich nun Richtung Kopf bewegen. Fühlen Sie nun, wie Sich Ihr Fuß stärker in die Polsterung der Vorrichtung drückt. Ihre Muskeln spannen immer mehr, während sie von eins bis fünf zählen. Nun beginnen sie wieder langsam ihre Muskeln im Bein zu entspannen. Ihre Zehen zeigen nicht mehr nach oben und Sie spüren den Kontakt zur Polsterung immer weniger. Entspannen Sie sich!

Anhang C: Übersicht über den Aufbau des mentalen Muskeltrainings aus den Studien von Kapitel 7

Studie	Ranganathan et al. (2004)	Reiser (2005)	Shackel & Standing (2007)
Muskelgruppe	M. abductor minimi Ellenbogenflexoren	Ellenbogenextensoren Brustmuskulatur	Hüftflexoren
Interventionsdauer	12 Wochen	4 Wochen	2 Wochen
Häufigkeit/Woche	5 Einheiten	4 Einheiten	5 Einheiten
Dauer/Einheit	15 Minuten	-	15 Minuten
Serien/Einheit	2 Serien	4 Serien	4 Serien
ICs*/Serie	25 ICs	2 ICs	8 ICs
Summe ICs	50 ICs	8 ICs	32 ICs
Dauer/IC	5 Sekunden	5 Sekunden	-
Pause zwischen ICS	5 Sekunden	10 Sekunden	-
Serienpause	2 Minuten	3 Minuten	60 Sekunden

Studie	Sidyway & Trzska (2005)	Zijdewind et al. (2003)	
Muskelgruppe	Fuß-Dorsalextensoren	Fuß-Plantarflexoren	
Interventionsdauer	4 Wochen	5 Wochen	
Häufigkeit/Woche	3 Einheiten	5 Einheiten	
Dauer/Einheit	15 Minuten	< 25 Minuten	
Serien/Einheit	3 Serien	10 Serien	
ICS/Serie	10 ICS	5 ICS	
Summe ICS	30 ICS	50 ICS	
Dauer/IC	20 Sekunden	10 Sekunden	
Pause zwischen ICS	-	10 Sekunden	*IC = imagined contraction
Serienpause	20 Sekunden	2 Minuten	(vorgestelle Kontraktionen)